I0436261

PÉRDIDA DE PESO SABIAMENTE HECHO!

Tratar las causas de raíz contribuyendo a su problemas de sobrepeso.

Escrito por: SHEILA BER - Consultor naturista.

INTRODUCCIÓN:

Soy un tecnólogo químico y microbiológico, que actualmente es trabajo como consultora naturista.

He escrito este libro para proporcionar asesoramiento y ayuda para tratar problemas de sobrepeso, mediante la eliminación de las causas, en lugar de tratar sólo el síntoma.

Hay muchos factores internos y externos, que influyen en la cuerpo y efectuar lo que sientes, pensar, actuar, así como de cómo y lo que usted come.

Gran parte de las recomendaciones en este libro, es de mi micro-biológico/químico formación y experiencia, así como propia experiencia personal.

Dedico el libro a mis hijos de ambos: Bernard y Philip.

El libro se dedica también a todos los que buscan ayuda y mejor sus vidas mediante el examen de primera, a un _nivel fundamental,_ todos el contribuir factores a sus problemas de salud, que por lo tanto llevan a sufrir de sobrepeso.

ÍNDICE:

Mi mejor consejo para usted:

Hay muchas soluciones, y no una solución trabaja por cuenta propia. La química de nuestra cuerpo es individualmente muy compleja, y hay que tener en cuenta todos los factores internos y externos que influyen en nuestro cuerpo. Por lo tanto hay una una solución mágica que es segura para perder peso rápidamente.

Múltiples soluciones, juntos lograrán el efecto sinérgico, útil y duradero al intentar perder el peso extra.

2. Las directrices dietéticas para la distribución de nutrientes de la energía son los siguientes:

Grasa : 30% de calorías totales
Proteína : 25%
Hidratos de carbono : 45%

Carbohidratos , corto de hidratos de carbono, son un listo y fácil fuente de energía ya que descomponen rápidamente. Mayoría de carbohidratos se digieren completamente en unas dos horas. Con esto en mente, usted debe comer carbohidratos que son ricos en fibra para frenar las acometidas de azúcar al torrente sanguíneo.

Las proteínas se deben comer en porciones del tamaño de una baraja de cartas. Tres de estas porciones proporcionará 60-80 gramos (2.1 a 2.8 onzas) de la proteína necesaria cada día.
Si usted está tratando de construir el músculo, es una buena idea agregar unos gramos más de proteína cada día para promover el crecimiento muscular.

Las grasas saturadas no son tan saludable como las grasas poliinsaturadas o monoinsaturadas, corazón pero son importantes y 10% de su consumo de grasas puede provenir de grasas saturadas. Son sobre todo las grasas animales, incluyendo grasa de productos lácteos.

Minimizar su consumo, y si consumes más de lo recomendado, puede cancelar a las grasas saturadas, siguiendo los pasos descritos a continuación, en la cláusula #7.

1. ¿Qué es pH?
pH es un acrónimo de "potencial de hidrógeno", o el ácido a alcalino relación existente en toda la materia y nuestro 7.365 medición del pH del cuerpo es el punto de referencia para medir nuestra salud.
Nuestro valor de pH rango normal puede compararse a nuestro cuerpo temperatura; cada uno de nosotros tiene un valor de gama normal de 98.6 grados.

Cuando nuestra temperatura corporal aumenta o disminuye típicamente experimentamos los síntomas, y lo más importante es que sabemos que existe una razón subyacente cuando la temperatura no es normal.

escala de pH mide ácido a alcalino: 0 a 14.
Nuestro cuerpo pH debe ser 7.365, que se considera neutral.
7.365 ser neutral, si el pH es 6.365 - estás 10 x más ácida que el rango normal.
7.365 ser neutral, si el pH es 5.365 - estás más ácida que el rango normal de 100 x.

* Se puede ver cómo el factor pH compuestos de sí mismo. Por esta razón la gente se sentirá como si su salud se ha disparado, y por lo tanto están obligados a tomar medidas para normalizar el equilibrio de pH. Consulte la cláusula #9.

3. Para lograr los máximos resultados, al intentar bajar de peso, debe abordar primero todos los aspectos de la salud como los siguientes:

- Físicamente : Ejercicio-sin esfuerzo excesivo, restauración del cuerpo tales como: Yoga, masajes, spa, etc.

- *Mentalmente* : *Relajación, restauración de la mente como el Yoga, otras formas efectivas de lidiar con el estrés, o con alguna condición mental, si está presente.*

- *Espiritualmente* : *Yoga, meditación, oración, tratamientos herbarios.*

- *Químicamente* : *Suplementos, vitaminas, alcalinizantes a agentes (es decir. Bicarbonato de sodio, también llamado bicarbonato de sodio) - utiliza también para neutralizar el pH ácido del cuerpo, para mantener una buena salud).*

- *Microbios* : *Probióticos, enzimas digestivas y la eliminación diaria importante de toxinas microbianas y químicas.*

- *Electrolytrically* : *Beber todos los días: 6-8 vasos agua. También* suplementar diariamente con *Minerales para equilibrar cuerpo electrolitos, como sigue: sodio, potasio, magnesio y calcio. Estos minerales son muy importantes para: metabolismo eficiente y conductividad eléctrica, afectando cada célula de su cuerpo, incluyendo el sistema nervioso, los músculos, glándulas y órganos. El cerebro y el corazón son particularmente afectados, debido a su mayor actividad eléctrica.*

* Óptima conductividad eléctrica, provee al cuerpo con mejor circulación, más energía, mayor nivel de oxígeno, sistema inmune fuerte y mejora las funciones corporales.

4. Tiene un <u>examen de sangre</u> anualmente, o más a menudo si es necesario. Consulte con su médico de familia los niveles importantes del cuerpo como siguiendo:

- TIROIDES
- HEMOGLOBINA
- HIERRO
- CORTISOL
- COLESTEROL
- HORMONAS
- ESR (Velocidad de sedimentación globular)

La razón de todos los artículos antedichos tienen que revisarse, es porque el menor desequilibrio en alguno, realmente le impedirán alcanzar su objetivo de bajar de peso, ya sea en una lenta o a un ritmo más rápido.

Si su nivel de la <u>tiroides</u> es baja, tratarla!
Que también usted puede tratarla naturalmente, tomando diariamente, yodo de Lugol: 8 gotas en algunos filtra agua - 2 x al día por 2 meses, con el estómago vacío y pueden continuar el tratamiento por un período indefinido: 8 gotas - una vez al día.

Si tu <u>Hemoglobina</u> y los niveles de <u>hierro</u> son bajos: 1) tomar diariamente 1-2 cápsulas de hierro, de una <u>fuente vegetal</u> (una forma leve que no causa estreñimiento). Tómelo con vitamina C - 500 mg, para la absorción óptima. 2) Tomar B12: 1000-5000 mcg. <u>Cobalamine versión</u> de <u>metilo</u> que ayuda a asimilar mucho mejor .

Yo f su nivel de <u>Cortisol</u> es alto, su indicatory de tu nivel de estrés alto y usted puede tratarla naturalmente, al tomar los siguientes suplementos:

1) Todos los días, las tabletas B-Complex: 1-2 cápsulas al día.

2) L-Teanina (aminoácido) 500 mg. 1-2 x al día. Ayuda a reducir la ansiedad. Comúnmente se encuentra en el té verde.

3) Santa albahaca 500 mg. también ayuda con la ansiedad.

4) De la flor pasión <u>Extracto</u> o <u>cápsulas</u>: 1-3 veces al día durante unos 30 días y parada. Tomar esta hierba solamente durante el período de extrema tensión y ansiedad.

5. <u>Damas</u>: Compruebe los niveles <u>hormonales</u> de: estrógenos, progesterona y testosterona, DHEA.

<u>Caballeros</u>: Compruebe los niveles <u>hormonales</u> de: testosterona, estrógeno y DHEA.

Si su nivel de estrógeno es alto, <u>Estrógeno dominante</u>. Usted entonces <u>necesidad de equilibrar sus hormonas</u>, consiguiendo un bioidénticas progesterona crema 3% - 6%, y aplicarlo diariamente en su piel.

Se aplica una vez diariamente, alternando zonas de la piel: abdomen, cuello delantero, interior mediados brazos, interior y la parte posterior de los muslos.

Bioidénticas forma de progesterona asimila más eficientemente, ofrece resultados rápidos y es más seguro!

Se produce a partir de una fuente natural. Progesterona te hará sentir mejor, más tranquilo y también ayudará a balancear la tiroides y todos los demás sistemas en su cuerpo. Incluso su sueño será mejor.

Para más información se puede consultar:

http://www.hystersisters.com/VB2/article_97232.htm

y

http://www.livestrong.com/article/228083-benefits-of-Bioidentical-Hormones/

* Predominación de estrógeno puede suponer un alto riesgo de desarrollar cáncer, si no se trata oportunamente. Algunos de los muchos efectos secundarios son, <u>comer en exceso</u>, antojos de azúcar y mayor agresividad, en hombres y mujeres.

Si su nivel de <u>ESR</u> es alto, es indicatory de <u>inflamación alta</u> nivel en el cuerpo. Tratar él - si es alta!

Usted puede tomar una tableta de revestido bebé aspirina 81 mg. para reducir la inflamación con eficacia, diario o cada tercer día.

También durante la pérdida de peso, nivel de ESR fluctúa, por lo que se recomienda tener un examen de sangre cada 3 a 6 meses, para hacer frente a cualquier anomalía.

6) un) reducir el consumo de grasas saturadas al mínimo. Dicho esto, nuestro cuerpo necesita definitivamente una cierta cantidad, para funcionar de forma óptima. Para dietas que son demasiado ricas en grasas saturadas, ver mis sugerencias en la cláusula #7, les anulan!

b) 15-30 minutos diarios de ejercicio. Nunca un sobreesfuerzo!

Es insalubre y estresante. <u>Estrés elevará su nivel de Cortisol</u>, que en realidad hará que te ganar peso y por lo tanto es contraproducente.

c) <u>*alternan periódicamente, el tipo de ejercicios que haces*</u>*. Los músculos que trabajas eventualmente Obtén desensibilizados y tendrán menor resistencia.*

* <u>Recuerde</u> : te <u>quemar calorías</u> más rápidamente, cuando los músculos tienen mayor resistencia, durante el ejercicio:

MAYOR RESISTENCIA MUSCULAR = MAYOR NO. DE LAS CALORÍAS QUEMADAS,
y

MENOR RESISTENCIA MUSCULAR = INFERIOR. DE LAS CALORÍAS QUEMADAS.

y

Ejercicio mayor intensidad <u>es no siempre igual</u> a mayor Resistencia muscular, y por lo tanto <u>no siempre</u> quemar más calorías.

Trabajar más tiempo y más intensamente, con músculos que ya no tienen alta resistencia, otra vez tendrá que quemar menos calorías que cuando usted quemar previamente, cuando sus músculos tuvieron mayor resistencia.

Por esta razón, se recomienda que alternan cualquier conjunto de ejercicios que haces, todos los días. También cambiar el tiempo de duración y de intensidad, por lo que su cuerpo no haz insensible totalmente, para cualquier conjunto particular de ejercicios.

7. a cancelar a grasas saturadas (incluyendo

CARBOHIDRATOS, AZÚCARES.

Diario tome las siguientes :

a) 1-2 cucharas de Coco de la Virgen EXTRA aceite (usted puede comprar en la tienda del planeta saludable de la salud),

y también se puede tomar 1 cucharada EXTRA VIRGIN OLIVE OIL (alta calidad, tales como "Aceite").

Sí! Estos aceites equilibrarán sus niveles de HDL/LDL, debido a la especial composición química que ambos adquieren.

* HDL definición: lípidos de alta densidad (colesterol bueno)

* LDL ": Baja densidad lípidos (grasas saturadas – colesterol malo).

b) 2-3 cápsulas 1000 mg. lecitina. También viene en gránulos, así que tome 2 x diariamente, 2 cucharadas diariamente, en sopas, tés o jugos. La lecitina es un emulsionante! Por lo tanto ayuda a emulsionar las grasas. También es beneficioso para el cerebro, el corazón y el hígado. Ayuda con la memoria. También es ideal para inducir el sueño.

c) 1 cuchara de aceite de lino.

d) 2-4 cucharadas de aceite de hígado de bacalao (también alta en Omega).

e) 2 cucharadas de vinagre de sidra de manzana en 1 taza de agua tibia, especialmente después de una comida pesada o grasas.

f) tomar probióticos! Ayudan en la digestión, reducir la inflamación, mejorar el metabolismo. 1-2 cápsulas una vez o dos veces al día, 1/2 horas antes de las comidas, con un vaso de agua tibia. Probióticos también ayudar a tratar las infecciones por hongos.

g) enzimas tomar 2-3 veces al día con las comidas, para la digestión completa, metabolismo óptimo tratamiento candidiasis y alergias. Enzimas digestión materia putrefacto en su sistema digestivo y también microbios digerir, levadura e incluso las células cancerosas.

¿Cómo sabes si estás enzimas de falto?

Ardor de estómago, gases, estreñimiento, distensión abdominal, alergias, úlceras, falta de energía y reducir el funcionamiento del sistema inmune, puede ocurrir cuando no hay suficientes enzimas.

8. **Nota: levadura alimentos y bebidas pueden ser ADICTIVOS! *Al comer o beber levadura alimentos, bebidas, tales como: PIZZA, pasta, vino, cerveza, consumir con moderacióny tomar inmediatamente probióticos,

para deshacerse de la levadura excesiva en su cuerpo. Probióticos digestión levadura, por lo tanto ayudan a reducir sus antojos de alimentos que contengan levadura!

9. *Bicarbonato de sodio* *(Arm & Hammer) – a neutralizar el pH ácido del cuerpo* para mantener una buena salud, mayor nivel de energía y eficiente oxigenación - toman 1/2 cucharadita de bicarbonato de sodio en 1 vaso de agua, junto con *Potasio-* una cápsula 99 mg. (para equilibrar los electrolitos en el cuerpo, manteniendo la relación sodio/potasio equilibrado).

Nota : Se debe tomar la bebida con el potasio, en orden *también mantener una presión arterial normal*.

Bicarbonato de sodio (2NaHCO3) : Ayuda a la digestión, proporciona energía, disminuye/reduce la actividad microbiana, alcaliza el cuerpo debido a los 3 átomos de oxígeno en la soda, así mejor en neutralizar el pH ácido de cuerpo

Una dieta ácida está compuesta de alto porcentaje de azúcares, carbohidratos, proteínas y grasas. Es probablemente baja o carente de frutas y verduras.

PH ácido del cuerpo es debido a una dieta ácida y particularmente también, debido al alto nivel de estrés.

* **<u>PH ácido del cuerpo</u>** *se te hacen cansado, lento, bajo o privadas de oxígeno, resultando en una mayor actividad microbiana, aumentar en nivel de inflamación y un mayor riesgo de desarrollar cáncer. Esto es porque <u>cáncer prospera y crece solamente en un entorno ácido!</u>*

* *Mantener su cuerpo pH <u>siempre</u> ligeramente alcalino en: 7.0-7.5!!!*

Siga las instrucciones para alcalinizar, al igual que en la cláusula anterior de #9.

10. <u>Eliminación diaria de cuerpo de toxinas microbianas y químicas:</u>
Diario eliminación de toxinas es fundamental para una buena salud.

Si de vez en cuando se produce la eliminación de un problema, puede intentar una o más de las siguientes sugerencias:

a) comer una cantidad saludable de verduras, granos enteros y frijoles para obtener una variedad de <u>fibras, vitaminas y minerales</u>.

b) beber mucha agua filtrada: 6-8 vasos de agua diariamente.

c) tomar probióticos, 1-2 cápsulas en el estómago vacío, con 1 taza <u>de</u> agua, 20 minutos antes del desayuno y también antes de la cama.

d) comer varios ciruelas, para ayudar con las heces de ablandamiento y la motilidad intestinal más rápida.

e) agregar lecitina de gránulos: 1 cuchara de café, té, o alimentos. Actúa sobre todo, cuando se agrega a un líquido tibio/caliente. Alternativamente, usted puede tomar 1 cápsula 2 veces al día con agua tibia.

f) Agregue 1-2 cucharadas de <u>semillas de lino</u> de tierra en 1/2 taza de agua hervida, revolver, dejar por un minuto, agregar 1/2 taza de agua tibia y bebida, preferiblemente en estómago vacío.

Ayuda con un movimiento más suave. También es rico en aceite Omega.

g) bebida especial Té laxante herbario (excelente marca es: <u>Triple hoja</u>). Le dará alivio eficaz suave, especialmente si usted bebe caliente en el estómago vacío, 1/2 hora antes de comer.

<u>Nota:</u> * Si ninguna de las anteriores era de ayuda, entonces usted puede tener parásitos, que causan <u>las</u> estreñimiento y por lo tanto, sería mejor que consulte con un médico naturista, que puede darle una prueba sencilla, para determinar si los tienes.

Si lo hace, se le dará un tratamiento herbal simple, a unos 20 días. El tratamiento es seguro, fácil, simple y eficaz.

* Te recomiendo a nadie, un excelente médico naturista: Dr. Diana Enzo, en: 905-477-0200, Dirección: 3160 Steeles Ave e (sólo W. de Victoria Park Ave), en Toronto, Ontario, Canadá.

Tiene muchos años de experiencia detrás de él y es muy dependiente.

Si usted tiene parásitos y no buscan tratamiento para eliminarlos, pueden experimentar un persistente problema de estreñimiento, junto con muchos otros problemas de salud no deseados. Para saber si usted tiene parásitos, hágase las siguientes preguntas:

EXPERIMENTO LO SIGUIENTE:

Estreñimiento : Algunos gusanos, debido a su forma y tamaño grande, físicamente pueden obstruir ciertos órganos. Las infecciones parasitarias pesado pueden bloquear el conducto biliar común y el tracto intestinal, haciendo la eliminación poco frecuente y difícil.

Diarrea : Ciertos parásitos, principalmente protozoos, producen una prostaglandina (hormona como sustancia) en varios tejidos humanos) que crea una pérdida de sodio y cloruro que lleva a frecuentes deposiciones acuosas.

El proceso de la diarrea en la infección por parásitos es, por lo tanto, una función del parásito, no del cuerpo intente librarse de un organismo infeccioso.

Gas y la hinchazón abdominal : Algunos parásitos que viven en el intestino superior donde la inflamación que producen causa hinchazón y gas. La situación puede magnificarse cuando se comen alimentos difíciles de digerir como frijoles y frutas y verduras crudas. Distensión abdominal persistente es un signo frecuente de invasores ocultos.

Estos síntomas gastrointestinales pueden persistir intermitentemente durante muchos meses o años si no se eliminan los parásitos del cuerpo.

Síndrome de intestino irritable : Parásitos pueden irritar inflamar, carbón, la pared de célula intestinal, llevando a una variedad de síntomas gastrointestinales y mala absorción de nutrientes vitales, particularmente grasas.

Esta malabsorción conduce a heces voluminosas y esteatorrea (exceso de grasa en las heces)

Articulación y dolores musculares y dolores : Parásitos son conocidos por emigrar para se enquistan (ser encerrado en un saco) en los líquidos del conjuntos, y gusanos pueden se enquistan en los músculos. Una vez que eso ocurre, dolor llega a ser evidente y a menudo se asume para ser causado por la artritis común, y dolores musculares y la inflamación son también el resultado de daño tisular causado por algunos parásitos de la inmunorespuesta continua del cuerpo entonces presencia.

Los eosinófilos pueden inflamar los tejidos del cuerpo, dando lugar a una reacción alérgica. Como alergias, parásitos también desencadenan un aumento en la producción de inmunoglobulina E (IgE).

Enfermedades de la piel : Lombrices intestinales pueden causar urticaria, erupciones, eczema llorando y otras reacciones de tipo alérgico de la piel. Las úlceras cutáneas, hinchazones y llagas, lesiones populares y dermatitis pruriginosa pueden resultar de invasión protozoario.

Granuloma : Granulomas son masas de tumor-como que cubra completamente destruidos huevos grandes o parasitarios.

Desarrollar más a menudo en el colon o rectales paredes, pero también puede encontrarse en los pulmones, el hígado, el peritoneo y el útero.

Nerviosismo : Desechos metabólicos parásitos y sustancias tóxicas pueden servir como irritantes para el sistema nervioso central.

Inquietud y ansiedad suelen ser el resultado de la infestación del parásito sistémica. (Después de completar una base de hierbas limpieza, muchas personas juran que sus compañeros persistentemente mal humor o familiares han vuelto mucho más agradable y paciente. "La solitaria más famosa de los últimos años perteneció al último cantante de Ópera Maria Callas.

Ella tenía un peso grave y problemas de la piel. Cuando la solitaria fue detectada y eliminada, ha"peso cayó, su piel mejorada y su temperamento suavizado," dice el Dr. Louise Gittleman, que estaba tratando a la Sra. Callas.

Disturbios del sueño: Múltiples despertar durante la noche entre el 2 y 3, son posiblemente causados por intentos del organismo para eliminar desechos tóxicos por el hígado. Según la Medicina China, estas horas se rigen por el hígado. Disturbios del sueño también son causados por las salidas nocturnas de ciertos parásitos a través del ano, creando el intenso malestar y picazón.

Rechinar los dientes: *Bruxismo - pulido anormal, rechinar y crujir de los dientes - se ha observado en casos de infección parasitaria. Estos síntomas son más notables entre los niños. Bruxismo puede ser una respuesta nerviosa al irritante exterior interno.*

Fatiga crónica *: Los síntomas de la fatiga crónica incluyen cansancio, gripe-como quejas, apatía, depresión, deterioro de la concentración y memoria defectuosa.*

Parásitos causar estos síntomas físicos, mentales y emocionales a través desnutrición resultantes de la malabsorción de proteínas, carbohidratos, grasas y especialmente de vitaminas A y B-12.

Disfunción inmune *: Parásitos Oprima el sistema inmunitario funciona reduciendo la secreción de inmunoglobulina A (I & A).*

Su presencia continua estimula la respuesta del sistema y con el tiempo puede agotar este sistema de defensa vital, dejando el cuerpo a las infecciones bacterianas y virales.

Las siguientes condiciones también podrían ser signos de una invasión: aumento de peso, hambre excesiva, pérdida de peso, mal sabor en la boca y mal aliento, asma, diabetes, epilepsia, acné, migrañas y los asesinos más grandes: enfermedades del corazón y cáncer.

* Examinando toda la información anterior de cerca y siguiendo las instrucciones, se tratan a las causas de sus problemas de peso y no sólo los síntomas.

Además, podrá disfrutar de una mejor salud.

Le deseo buena suerte y Buena salud!

SHEILA BER, 2012.

Descargo de responsabilidad.

Copyright © 2012 Sheila Ber. Todos los derechos reservados.

BIOGRAFÍA   DE 2012.

Profesionalmente:

Soy un **Tecnólogo químico microbiológico**, actualmente trabaja como **Consultor naturista**.

He trabajado en microbiología y química, por cerca de 12 años, en las industrias farmacéutica, cosmética y perfumería.

Empecé como un analista microbiológico químico. He realizado: análisis químico y microbiológico de materias primas, productos terminados, variedad de materiales de empaque y su compatibilidad con la diversa gama de productos terminados.

Se realizaron pruebas de análisis químico con instrumentos tecnológicamente avanzados hasta la fecha, tales como espectrofotómetros y otros aparatos.

Pruebas microbiológicas, incluyendo la incubación de muestras y estudios microscópicos de una variedad de bacterias, levaduras y hongos. Estuve involucrado también en investigación y desarrollo y en formulaciones de gran variedad de productos.

Yo he avanzado varios años más tarde, a una posición más alta con el título de administrador de Control de calidad.

Mi trabajo incluida:

1) Control de calidad de materias primas, acabado de productos y envases.

2) Estaba encargado de gestionar y apoyar al personal del laboratorio.

3) Además, he realizado inspecciones en las instalaciones de planta de producción, el equipo, incluyendo el sistema de ventilación y otros sistemas. Informes mensuales sobre los resultados, mis recomendaciones e implementación de acciones correctivas requeridas.

4) Comunicación con *Ministerio de Salud,* Canada, particularmente para obtener sus aprobaciones de nuevas patentes de nuevos productos. Provisión de documentación e información MSDS de la materia prima involucrada en todas las formulaciones.

He disfrutado enormemente todas las obligaciones anteriores.
Es muy técnico trabajo involucrado, muy interesante y desafiante.

Personalmente:
Por lo general, soy bastante poco convencional, aunque como envejecer, hago un poco más convencional. Gustan las cosas rectas, sencillo y sin complicaciones.

Me gusta ayudar a la gente. Trato de ver las cosas, situaciones, desde diferentes perspectivas.
Abstenerse de juzgar a los demás, pero necesito saber todos los hechos y las razones de su comportamiento particular, pensamientos y acciones, antes de formar cualquier opinión.

La vida tiene sus altibajos, pero siempre tratar de mantenerse a flote. Es la palabra clave!

A menudo comprobar mis expectativas y pueden bajar de vez en cuando, para mantener las cosas en perspectiva.

A los 20 años, he realizado 2 años de servicio en el ejército, ocupar la posición de sargento. Sin duda, fue una experiencia significativa de la vida!

Tengo dos crecido hijos. Me encantan muy caro.
Me gusta ser una madre solícita, no perfecta y con el siempre espacio para mejorar.

EDUCACIÓN:
He graduado con **honores en Ciencias,** y con **distinción física.**
Seneca College
Tecnología química microbiológica.

Escuela técnica
Redacción de arquitectura/mecánico.

Escuela de contabilidad
Contabilidad general.

OCUPACIÓN:
Actualmente estoy trabajando como Consultor naturista.

HISTORIAL LABORAL:
EMPRESA comercial - Toronto de la droga
Técnico Químico y microbiológico.

FABERGE - Toronto
Control de calidad - jefe de laboratorio.

REVLON - Toronto
Control de calidad - jefe de laboratorio.

Negocios de Accenture para utilidades -Toronto
Contabilidad/administración.

Vivo en:
1) Toronto, Canadá, 2) Argentina.

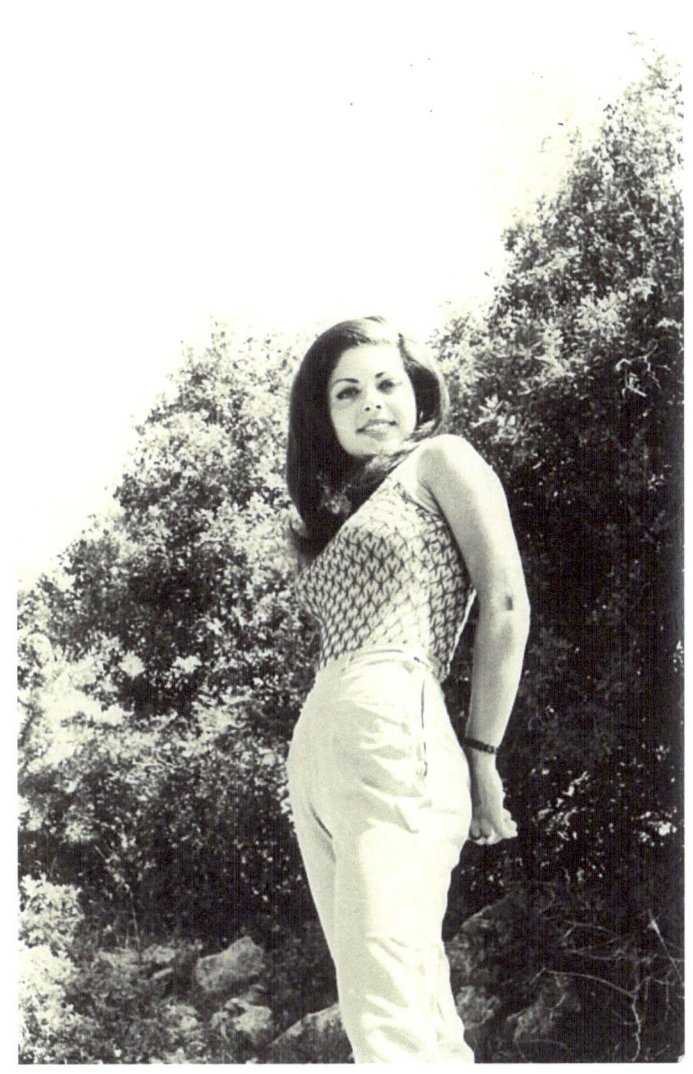

SHEILA BER, 2013.
(SHULLA)

Descargo de responsabilidad.

Copyright © 2012 Sheila Ber. Todos los derechos reservados.

ALKALIZE y sobrevivir!

Libro "Alcalinizar y sobrevivir" Y el libro CONEXIÓN pH, también está escrito por Sheila Ver.
Está disponible en: www.Amazon.com
www.Createspace.com
www.Kobobooks.com
www.Indigo.Chapters.ca

www.ingramcontent.com/pod-product-compliance
Lightning Source LLC
Chambersburg PA
CBHW060812290526
45792CB00005BA/1624